PROSTITUTION

ET

SYPHILIS

A M. EMILE DUVAL

Directeur de l'Etablissement hydrothérapique de Chaillot et du journal *la Médecine contemporaine*

HOMMAGE AMICAL DE L'AUTEUR

Dr Emile QUANTIN

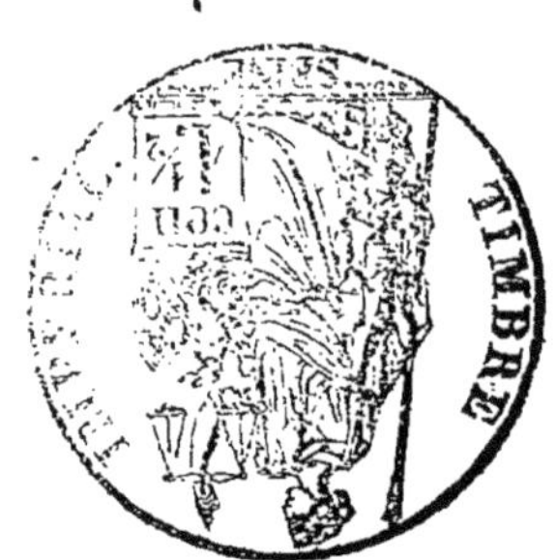

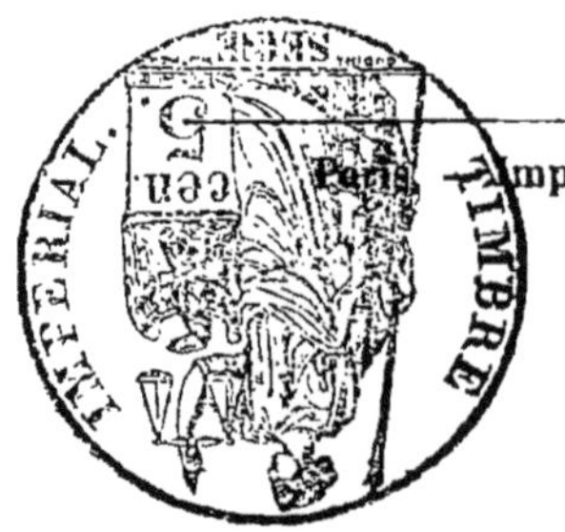

Paris. — Imprimerie Morris et Comp., rue Amelot, 64.

PROSTITUTION

ET

SYPHILIS

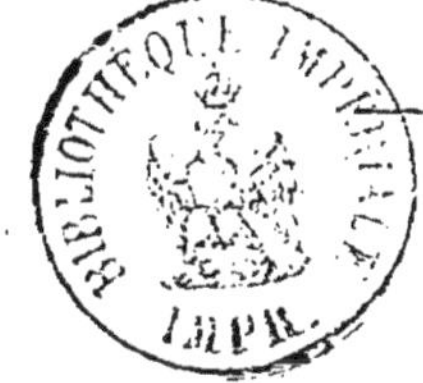

LETTRES

D'UN

MÉDECIN DE PARIS A UN CONFRÈRE DE PROVINCE

Par le Dr EMILE QUANTIN

Membre titulaire de la Société de médecine pratique de Paris et des Sociétés
médicales du Panthéon et du 10e arrondissement de la même ville
Membre correspondant de l'Académie impériale des Sciences,
Arts et Belles-Lettres de Savoie
Et des Sociétés impérailes de Médecine de Besançon, Caen, Marseille, etc., etc

PARIS

F. SAVY, RUE HAUTEFEUILLE, 24

L'AUTEUR, RUE MAZAGRAN, 14

1863

SOMMAIRE

1° De la Syphilis et de son extinction ***partielle,*** mais ***sûre.***

2° De l'Hygiène des hôpitaux.

3° D'un Nouveau Mode de patente pour les médecins.

4° De l'Exercice illégal de la médecine.

PREMIERE LETTRE

De la syphilis et de son extinction PARTIELLE, mais SURE.

« Syphilis! à ce nom, que saisi de scrupule,
» Un vulgaire lecteur s'épouvante et recule,
» Qu'il imprime à mon œuvre un pudibond mépris,
» Qu'importe! je m'adresse à ces graves esprits
» Dont l'œil philosophique embrasse pour domaine
» Tout ce qui touche au sort de la nature humaine. »
(BARTHÉLEMY. — *Poëme sur la Syphilis.*)

Nous allons, mon cher Ernest, traiter dans cette première lettre une question bien grave et qui va soulever bien des récriminations, mais cette considération ne nous arrêtera pas; nous n'écrivons pas pour le public ces quelques mots qui seront, ainsi que tu me l'as demandé, une conversation entre nous, c'est-à-dire de médecin avec un autre médecin, d'oreille à oreille et dans le plus profond silence du cabinet.

Nous faisons peu de cas de ces articles mi-partie littéraires et mi-partie médicaux, écrits pour les mères de famille et pour les pensionnats de demoiselles; c'est donc pour toi et nos confrères que nous écrivons ces lettres: nous nous plaisons à le répéter. Si le sujet que nous abordons est épineux et hérissé de difficultés, nous ne craignons de nous piquer ni aux ronces ni aux épines; si cependant la chose arrive, nous trouverons notre consolation dans la satisfaction intime que nous donnera notre conscience d'avoir, à nos risques et périls, accompli notre devoir. N'est-ce pas en effet le plus sacré des devoirs pour tout médecin que celui d'appeler l'attention de ses confrères, ainsi que celle de l'autorité compétente, sur toutes les mesures à prendre dans l'intérêt de la santé publique? N'est-ce pas un cas de conscience pour lui que de signaler les avantages hygiéniques qu'il reconnaît être d'une utilité incontestable, à quelque ordre d'institutions que soient d'ailleurs applicables ces avantages?

Maintenant que tu sais, mon ami, par le titre de ma lettre quel est le sujet de notre premier entretien, mets le verrou à ta porte pour qu'aucun étranger ne vienne nous surprendre, et prête-moi une oreille attentive; car, ainsi que l'a dit Barthélemy auquel je viens tout à l'heure d'emprunter quelques-uns de ses beaux vers:

Fort de mon noble but, que l'œuvre plaise ou non,
J'entre dans mon sujet, dont j'ai tracé le nom.

Une fois pour toutes, je tiens, en entrant en matière, qu'il soit bien entendu entre nous que, dans ces lettres que je t'adresse sur l'extinction *sûre* de la syphilis, il ne s'agira que de l'extinction *partielle*, *locale*, attendu qu'à nos yeux l'extinction *totale*, *générale* est impossible, à cause de la débauche clandestine sur laquelle on n'aura jamais aucune prise, et qui met autant de soin à se cacher au foyer domestique que d'amour-propre à s'étaler dans nos bals publics sous les formes les plus attrayantes. Cela dit, où et comment éteindra-t-on la syphilis? Voilà le problème sous ses deux faces : Nous lui donnerons telle solution qu'il n'y aura plus, *avec notre système*, que les personnes qui voudront de gaieté de cœur s'exposer à la contagion qui courront des risques.

Il est une plaie, plaie honteuse tant que l'on voudra, au suprême degré, soit ! mais que malgré bien des essais on n'est jamais parvenu à cicatriser. Nous avons cité la prostitution. « La prostitution a toujours existé et dans tous les pays. Chez tous les peuples des lieux particuliers furent destinés à cet usage. » (Giraudeau de Saint-Gervais).

Reconnue nécessaire, cette prostitution fut, en France, réglementée dès saint Louis, et, « en Europe tour à tour permise, favorisée, proscrite ou tolérée, elle subsiste au milieu des progrès toujours croissants des lumières et de la civilisation, malgré la sévérité des religions modernes et la perfection progressive des lois de police.» (Sabatier. — *Histoire de la législation des femmes publiques et des lieux de débauche.* — Paris, 1828.)

Comme on est forcé de conserver les maisons de prostitution, puisqu'en les supprimant on ne supprime pas la débauche, mais qu'on ne fait que la rejeter dans le foyer domestique (ce qui est bien pis que de la laisser dans son cloaque), on a réglementé ces établissements pour sauvegarder autant que possible la santé publique. Au point de vue moral ces règlements ont-ils produit les résultats que l'on attendait d'eux? Nous nous occuperons peu de cette question: elle est en dehors de notre cadre. Mais au point de vue sanitaire et hygiénique, il en est tout autrement. Est-elle sauvegardée, cette santé publique comme elle doit l'être, par les règlements de police? Non certes! elle ne l'est pas le moins du monde; nous ne craignons pas de le dire hautement. A qui ou à quoi en est la faute? Aux vices dont sont entachées des ordonnances qui n'ont qu'un effet tout à fait illusoire. Les médecins des dispensaires ne peuvent constater qu'une chose, *et encore!*... C'est que les filles sont ou ne sont pas saines *au moment* où ils les visitent. Si elles sont saines, elles pourront parfaitement, aussitôt rentrées dans ce que l'auteur des *Misérables* appelle assez pittoresquement leur *musico*, avoir affaire à un homme malade et, infectées, devenir elles-mêmes une source d'infection pour jusqu'à la visite suivante.

Si elles ne sont pas saines, les médecins peuvent très-bien, malgré leurs connaissances en pareille matière (et c'est ce qui explique notre *et encore!*), ne pas s'en apercevoir pour plusieurs raisons : d'abord parce qu'ils ont beaucoup de femmes à visiter en peu de temps, ce qui ne leur permet pas de consacrer longtemps à chaque examen ; ensuite, si la femme malade n'est pas tout à fait novice, elle sait très-bien dissimuler un écoulement ou une autre affection en se lavant et en s'épongeant peu de temps avant d'être visitée.

Voilà bien le mal, c'est vrai, me diras-tu, mais, mon cher ami, où est le remède? Je ne te le dirai pas ce soir, il est trop tard; je te l'apprendrai dans ma prochaine lettre.

DEUXIEME LETTRE

De la syphilis et de son extinction PARTIELLE, mais SURE.

> « L'administration doit aller au devant des dangers qu'affrontent les imprudents; en négligeant cette partie de ses devoirs, elle serait plus coupable que si elle laissait vaguer librement les serpents venimeux et les chiens enragés. »
>
> (PARENT-DUCHATELET, *De la Prostitution dans la ville de Paris*, t. 1, p. 612.)

Nous entrons aujourd'hui, mon excellent confrère, dans le cœur de cette double question que nous nous sommes posée : Où et comment éteindra-t-on la syphilis? On l'éteindra dans les maisons de tolérance, et en prenant des mesures morales, humanitaires et hygiéniques dont la réunion constituera un nouveau mode de réglementation des lieux publics de prostitution. Ces deux

2

questions, relatives, l'une au nouveau mode de réglementation des maisons de débauche, l'autre à l'extinction de la syphilis dans ces mêmes maisons, ont un tel lien de connexion, de parenté entre elles, qu'il nous paraît impossible de les traiter séparément, et que nous les fondrons, pour cette raison, en un seul bloc divisé en plusieurs lettres, mais sous cette dénomination générale et unique de : *De la syphilis et de son extinction partielle, mais sûre.* Cela dit, revenons à notre sujet.

Toutes les visites faites dans les dispensaires, ne servant à peu près à rien, puisque, aussitôt sorties saines de ces visites, les femmes peuvent, en rentrant dans leurs maisons respectives, être infectées par le premier venu, il faudrait qu'il n'y eût plus que les *filles en carte* qui y fussent soumises; toutes les femmes des maisons de tolérance en seraient dispensées, et il y aurait dans chacune de ces maisons, qui serait divisée en trois catégories, un service médical et un service pharmaceutique. D'un âge mûr, et d'une science et d'une moralité éprouvées, le médecin et le chirurgien composant le service sanitaire demeureraient dans un appartement séparé, mais à poste fixe dans la maison, et auraient pour mission de visiter, non-seulement les femmes, mais encore tous les hommes qui se présenteraient. Avec cette mesure, aucune femme ne pourrait être infectée, puisqu'elle n'aurait de rapports qu'avec des individus sains. La garantie d'immunité serait double avec cette double visite, puisque les femmes étant visitées elles-mêmes tous les trois ou quatre jours, je suppose, elles seraient immédiatement reconnues malades, en admettant qu'elles eussent eu commerce avec un homme dont la maladie aurait, par le plus grand des hasards, passée inaperçue aux yeux du médecin, Aussitôt malade, et quelle que fût d'ailleurs sa maladie, la femme serait soignée à la maison même, grâce aux services médical et pharmaceutique, et la guérison serait prompte, attendu que l'on aurait toujours affaire à des maladies à leur début. Tu comprends comme nous quels sont les avantages que l'on retirerait, pour la santé publique, de l'emploi de pareilles mesures. Que de gens cependant, qui ne font qu'effleurer les questions sans vouloir prendre la peine de les approfondir, vont crier au scandale!... Nous leur répondrons que, s'ils veulent nous indiquer un moyen préférable au nôtre pour atteindre le but que nous proposons, nous nous rangerons de leur côté ; mais que, jusque-là, nous persisterons dans notre manière de voir, que nous regardons comme bonne. Aux moralistes, peu soucieux d'aller au fond des choses et d'examiner une question sous toutes ses faces et dans tous ses détails, qui nous diront qu'il n'y a pas de mal que ceux qui hantent les maisons de femmes y contractent la syphilis, nous répondrons qu'ils ne parlent pas en hommes sérieux, attendu que, même en admettant leur manière de voir, il faudrait donc envelopper dans le même anathème et les femmes et les enfants de ces malheureux ; femmes et enfants qui, eux, ne se sont pourtant point exposés à la contagion ! Que de fois n'avons-nous pas eu à traiter de malheureuses jeunes femmes pour des syphilis que leurs maris avaient contractées dans des maisons de prostitution ? Puisque l'on ne peut empêcher nombre de gens poussés, soit par leur position de célibataires, soit par l'ardeur de leur tempérament ou de leurs passions, de hanter ces sortes d'établissements, au moins faut-il veiller à ce qu'ils n'y viennent pas puiser le germe d'une maladie qu'ils transmettront bien probablement à d'autres personnes. —En France, les différents gouvernements l'ont parfaitement compris, puisqu'il faut faire remonter jusques à l'année 1684, sous le règne de Louis XIV, l'établissement d'un hôpital pour la punition et le traitement des prostituées. Nous ne demandons donc pas la *création* de soins sanitaires à donner aux filles publiques, puisque cela se pratique depuis près de deux cents ans ; nous demandons simplement que ces soins et cette surveillance sanitaires, que ces mesures hygiéniques, en un mot, mesures protectrices de la santé de tous, aient une application toute nouvelle, et soient pratiquées sous une autre forme plus en rapport avec le libéralisme et les tendances progressives de notre siècle!... Cela dit, nous engagerons, avant de quitter cet ordre d'idées, les moralistes avec lesquels nous venons de rompre une lance, à lire et à relire, à méditer surtout le passage suivant de Parent-Duchâtelet; ils ne l'ont probablement pas encore fait : « On a dit et on répète encore que la crainte des maux communiqués par les courtisanes est un frein puissant pour retenir dans le devoir la jeunesse impétueuse; que si cette jeunesse vient à savoir qu'elle ne court plus de risque pour sa santé, en fréquentant les maisons de prostitution, elle s'y précipitera sans réserve; qu'il est bon, dans l'intérêt des mœurs, de laisser subsister l'ordre de choses actuel; et qu'en définitive il faut abandonner à elles-mêmes ces misérables qui ne doivent qu'à leur inconduite les maux qui les accablent; qn'elles sont indignes de commisération; que l'argent qu'on dépenserait pour elles serait mal employé, et qu'il est heureux, pour l'exemple général, de voir la punition du vice exercée par le vice lui-même. Je conçois ce langage dans la bouche de ceux qui n'ont pas franchi les limites d'un cloître, ou qui, livrés dès leur enfance aux pieux exercices d'une vie religieuse, ont été assez heureux pour ignorer le monde et croire qu'il est possible aux gouvernements de changer les inclinations des hommes et de les diriger à volonté dans la voie du vice ou dans le chemin de la vertu; mais, dans les circonstances tout à fait contraires, je ne puis attri-

2.

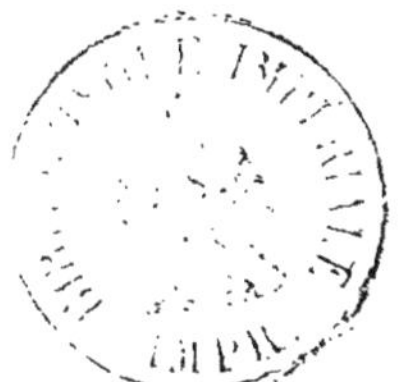

buer qu'à l'hypocrisie la défense d'une opinion semblable ; je ne puis la concevoir. » (Tome Ier, pages 606 et 607.)

Si la santé publique a tant à gagner à l'adoption de notre système, la morale retirera également de cette adoption des bénéfices incontestables. Quoi de plus dégoûtant que ces matrones à tablier blanc, qui, enseignes vivantes du vice, se tiennent debout ou accroupies à la porte des maisons à gros numéros ? Quoi de plus hideux que ces autres femmes, plus jeunes, mais non moins ignobles, à chapeaux à plumes et autres oripeaux, qui battent le trottoir de ces mêmes maisons pour accoster et raccrocher les passants ? Cet état de choses cessera quand on aura établi, sous la surveillance d'une personne officiellement reconnue et nommée par l'administration, chacune de ces maisons, desquelles nous avons parlé, et qu'au dessus de leur porte il y aura une lanterne de couleur bleue ou verte. Il n'y aura plus besoin de marcheuses ni de raccrocheuses ; on les supprimera, et le père de famille pourra sans rougir passer dans n'importe quelle rue avec sa femme et ses enfants. — Là ne sont pas les seuls avantages que l'on obtiendra avec mon système, mon cher Ernest ; je vais encore t'en montrer un bien grand : puisque les filles des maisons de tolérance seront visitées et soignées à l'établissement même et n'iront plus au dispensaire, on n'aura plus l'affligeant spectacle de ces affreuses voitures circulant dans Paris, en plein midi, au grand scandale des gens qui ont à leur bras leur femme ou leur fille. C'est triste à dire, mais les animaux sont plus confortablement voiturés, eux qui peuvent s'étendre paresseusement et tout à leur aise dans de larges charrettes. Il est vrai qu'ils ont leur société protectrice, et que nos pauvres infortunées n'ont pas encore la leur!... Si bas que soit tombée une femme, n'y a-t-il donc en elle plus rien d'humain qui mérite notre pitié et notre commisération? Si elle est méprisable, n'est-elle donc pas malheureuse aussi, et, à ce dernier titre, n'a-t-elle donc pas droit aux égards que l'on doit au malheur? Ces dernières raisons seules suffiraient pour faire cesser ces transports au dispensaire, transports qui ne peuvent que faire lever le cœur de dégoût. Mais où trouveras-tu, vas-tu me dire, des médecins pour habiter une maison de tolérance et y remplir les fonctions dont tu parles? Ma réponse sera facile. Je te dirai : Jamais les médecins n'ont reculé devant l'accomplissement d'un devoir, quelque rebutant qu'il fût à remplir. C'est surtout, au contraire, dans les circonstances tristes et pénibles que leur dévouement éclate et se manifeste.

Ils n'en sont plus aux temps où l'on admettait des maladies honteuses; dans le syphilitique qui vient réclamer leurs soins, ils ne voient plus un coupable, mais un malade; ils ne méprisent pas plus le vérolé que le rhumatisant, et ont pour l'un le même dévouement affectueux que pour l'autre. La saine logique leur montrera que, puisqu'ils donnent des soins égaux pour quelque maladie que ce soit, ils doivent prendre des mesures préventives égales pour quelque affection que ce puisse être. Pourquoi donc toi, par exemple, Ernest, refuserais-tu de préserver d'une maladie que tu ne demandes pas mieux que de traiter et de guérir une fois qu'elle est bien établie? Ma lettre est déjà bien longue, je la clos; dans mes prochaines missives nous reprendrons une à une toutes ces graves et importantes questions que nous n'avons fait qu'indiquer aujourd'hui.

TROISIÈME LETTRE

De la syphilis et de son extinction PARTIELLE, mais SURE.

> « Les prostituées ont en général le cœur excellent, et rarement elles refusent l'aumône du pauvre qui leur tend la main. Il en est qui se privent du strict nécessaire pour secourir, sous un nom supposé, telle ou telle famille qu'elles savent être dans l'indigence. »
>
> (M. REY, *des Prostituées et de la Prostitution*; Paris, 1847, p. 93.)

Ainsi que je te l'ai dit, il y a quinze jours, nous allons reprendre une à une ces graves, ces importantes questions, que nous n'avons fait qu'indiquer jusqu'ici ; nous consacrerons, pour mettre plus d'ordre et de clarté dans notre sujet, un chapitre entier à chaque lettre. En agissant de la sorte nous aurons l'avantage de traiter chacune de nos questions séparément, distinctement et de ne pas faire empiéter l'une sur l'autre. Aujourd'hui nous allons, si tu le veux bien, voir si les prostituées méritent qu'on améliore leur sort, et si, dans le cas affirmatif, l'amélioration résultera pour elles du système que nous avons proposé. Une mesure n'est, en effet, selon nous, bonne à prendre que si elle présente des avantages réels, sérieux et incontestables dans toutes ses applications.

Voyons donc si la nôtre satisfait à toutes ces conditions : Dans l'état actuel des choses que trouvons-nous? Une exploitation ignoble, la plus ignoble qui se puisse imaginer, celle de la femme par la femme, en d'autres termes *la traite* des femmes : la femme n'est plus une femme pour une dame de maison; c'est une chose qui rapporte plus ou moins. Puisque l'autorité reconnaît que les filles publiques sont une triste nécessité, mais une nécessité, *dura lex, sed lex;* qu'elle soit conséquente jusqu'au bout; qu'elle ne se contente pas de se voiler les yeux pour ne pas voir une plaie qu'elle ne veut pas et qu'elle ne peut pas fermer; qu'elle sonde hardiment cette plaie avec nous; nous lui dirons le traitement qu'il convient de lui appliquer, soutenu que nous sommes par l'approbation flatteuse de nos confrères et par celui non moins flatteur de notre conscience. *Quand l'on fait ou que l'on croit faire bien, il faut marcher hardiment sans regarder en arrière.* Cela dit, revenons à notre sujet :

Nous allons d'abord prouver que les filles de maison

sont volées; nous montrerons ensuite que, quand même on leur refuserait le droit qu'a tout citoyen d'un pays civilisé de réclamer l'appui de l'autorité quand on le dépouille, elles auraient encore droit à quelque commisération; enfin, nous donnerons les moyens de sauvegarder leurs intérêts et c'est par là que nous terminerons ce chapitre.

La première des trois questions à résoudre est celle-ci. Les filles publiques sont-elles volées? L'affirmative n'est pas douteuse. Les dames de maison regardent ces malheureuses « comme des esclaves ou des bêtes de somme qui doivent leur rapporter tant par jour; en parlant d'une fille qui, par une raison quelconque, est recherchée et attire chez elles des pratiques, elles disent que cette fille *travaille bien*. C'est le seul motif qui fait qu'elles s'y attachent, elles les renvoient sans pitié dès qu'elles ne peuvent plus en tirer parti. » — (Parent-Duchâtelet, tome I, page 421.)

Elles ne donnent jamais rien aux prostituées; c'est uniquement pour la nourriture et le vêtement qu'elles s'exposent à contracter les maladies les plus graves et qu'elles supportent les traitements les plus barbares avec la perspective d'une misère affreuse au bout de quelques années. Voici comment s'y prennent les matrones pour voler leurs pensionnaires : elles leur font des avances pour acheter des objets de gourmandise, pour aller au bal ou au spectacle, ou même pour se procurer des voitures pendant le carnaval ou la belle saison. Au moyen de ces avances elles tiennent toujours les femmes sous leur dépendance pour pouvoir les exploiter pendant autant de temps qu'elles le veulent et tout à leur aise. MM. Trébuchet et Poirat-Duval citent l'exemple d'une maîtresse de maison qui prit à une de ses femmes la somme de mille francs, que lui avait donnée un visiteur, et qu'elle fut forcée de rendre par ordre du bureau administratif. Pour les filles qui ne sont pas à demeure chez une dame de maison, mais n'y viennent qu'incidemment, cette dernière leur fait payer une chambre jusqu'à 10 francs par jour, une robe, 2 francs, etc..... Arrêtons-nous à ces détails révoltants; ils prouvent surabondamment que l'exploitation que nous signalons est réelle; il nous tarde d'arriver à notre seconde question, parce qu'elle nous offrira un ordre d'idées moins affligeantes; nous allons donc parler des bonnes qualités qu'ont les prostituées et des nombreuses circonstances atténuantes qu'elles peuvent invoquer en leur faveur. « Celle qui devient mère, dit M. Rey, auquel nous avons déjà emprunté quelques lignes pour en-tête de notre lettre, se croit heureuse, elle aime tendrement son enfant; et si, réduite à une trop triste position pour le pouvoir élever, elle le fait exposer, du moins elle ne cherche pas à le détruire. Il est arrivé parfois que des prostituées, retirées de cette fâcheuse position, sont devenues de bonnes mères de famille. Une certaine sympathie existe entre elles. Cherchant rarement à se nuire, elles s'entr'aident mutuellement, et lorsqu'il arrive que l'une est punie, les autres la plaignent. Plutôt que de dénoncer leurs compagnes, beaucoup subissent patiemment et sans murmurer la punition d'une faute qui n'est point la leur. »

Parent-Duchâtelet, qui est une autorité en pareille matière, et que, pour cette raison, nous avons eu l'honneur de citer déjà plusieurs fois, consacre, dans le chapitre 2, du tome Ier de son ouvrage, un paragraphe entier de huit pages à l'énumération et à la description des bonnes qualités des prostituées. Il dit qu'elles cherchent toutes à s'entr'aider, se dépouillent quelquefois de leurs vêtements pour en couvrir d'autres, et ne négligent pas, quand elles le peuvent, les pauvres et les malheureux. Elles prodiguent de plus des soins tout particuliers à leurs camarades quand elles sont grosses ou en couches, sont d'excellentes nourrices et élèvent très-bien leurs enfants. Cet auteur cite de nombreux exemples à l'appui de ses assertions. Quant aux circonstances qui peuvent atténuer leur faute, les unes peuvent alléguer qu'elles ont été vendues par leur propre mère; fait monstrueux, mais qui ne peut se nier, puisque la justice est souvent appelée à poursuivre de semblables crimes. D'autres répondront à une femme honnête, mais *née riche* : « Vous êtes née dans l'opulence, vous, Madame, mais qui me dit à moi que si vous étiez née pauvre, manquant de tout et incapable de travailler comme moi, vous ne feriez pas ce que je fais? Qui me dit que plus que moi vous auriez eu le courage de vous laisser mourir de faim? La vertu vous a été facile à vous qui n'avez jamais eu besoin de rien!...»

Et quels reproches sera-t-on encore en droit d'adresser à toutes ces jeunes filles trompées par un amant qui leur a promis le mariage? L'homme n'est-il donc pas dans ce cas plus coupable que celle qu'il a séduite, puis lâchement abandonnée? Et ce n'est cependant pas contre lui que s'élevera un *tolle* général, mais contre la pauvre délaissée qui, repoussée partout, sans ouvrage et mourante de faim, finira par venir, pour un morceau de pain, tomber épuisée et pantelante entre les bras d'une dame de maison!... Qui donc enfin aura jamais le courage de jeter la première pierre à toutes ces pauvres Samaritaines, filles de mères tenant des maisons de débauche, parce qu'elles n'auront pas suivi les leçons d'une morale dont personne n'a jamais pensé à leur inculquer les premiers éléments? Ce qui d'ailleurs est moral pour telle femme est loin de l'être pour telle autre; je n'en veux pour preuve que cette demande qu'adressait, dans les termes suivants, une matrone au préfet de police, pour obtenir une prolongation de tolérance :

« Monsieur le préfet,

» Fille et petite-fille de dames de maisons, ayant moi-même exercé cet état pendant un grand nombre d'années, je viens vous prier de m'accorder une nouvelle tolérance pour achever d'élever ma famille et transmettre ensuite mon industrie à ma fille, que je ne pourrais pas marier sans cela d'une manière avantageuse. » — Quel est l'homme qui, s'il veut être juste, fera, je ne dirai pas un crime, mais le plus léger reproche à la fille d'une pareille mère, élevée de grand'mère en petite-fille dans de pareils principes, de la conduite ultérieure qu'elle pourra tenir ?

J'ai suivi jusqu'à présent mon programme à la lettre : J'ai montré, ainsi que j'ai promis de le faire, que les filles publiques étaient volées et j'ai réclamé pour elles la protection de l'autorité ; j'ai de plus fait voir qu'il y avait encore dans le cœur de ces infortunées place pour quelques bons sentiments et qu'elles pouvaient invoquer le bénéfice des circonstances atténuantes, souvent même très-atténuantes ; il ne me reste donc plus qu'à indiquer le remède au mal. Ce remède, il gît tout entier dans mon système, en vertu duquel chaque maison serait sous la dépendance directe et immédiate d'un agent général, officiellement nommé par l'administration. Ainsi : un agent, centralisant tous les pouvoirs, chef ;

différents services, tels que : médical, chirurgical, pharmaceutique, administratif, etc.; un nombreux domestique; voilà pour le plan général. Chaque maison serait, en raison de son importance considérable, d'un grand produit et, elle se suffirait non-seulement à elle-même mais offrirait, après la rétribution proportionnelle et mensuelle de chaque service, un excédant dont une partie serait remise aux femmes qui l'auraient gagné si péniblement et dont l'autre partie serait consacrée à fonder pour elles une caisse de secours qui leur permettrait de ne plus venir tomber, pour y mourir de faim, contre les bornes de nos campagnes ou sous les portes cochères de nos villes.

QUATRIÈME LETTRE

De la syphilis et de son extinction PARTIELLE, mais SURE.

« Dans l'*intérêt des mœurs et de l'ordre général*, il faut protéger et multiplier les maisons publiques de prostitution. »

(PARENT-DUCHATELET ; t. I, p. 480.)

Cherchons dans cette lettre, mon cher confrère, à jeter par ci, par là, quelques jalons dans le champ si vaste, que nous avons entrepris de défricher ensemble; ces jalons nous serviront de points de repère pour ne pas nous embrouiller dans l'ensemble et nous perdre dans les détails. Voyons combien il faudrait de maisons de prostitution, et combien de personnes dans chacune de ces maisons. Il va sans dire que nous ne ferons qu'indiquer des données on ne peut plus générales; les détails, les données partielles, les indications spéciales en découleront pour les personnes qui tiennent de l'autorité la mission particulière de s'occuper d'une manière pratique d'un sujet que nous ne pouvons traiter qu'au point de vue théorique. — Cette parenthèse fermée, nous admettrons avec M. Becquerel (chapitre de la prostitution ; *Traité d'Hygiène*, p. 648), qui appuie son dire sur la statistique de Frégier, qu'il y a 4,000 femmes exerçant leur métier à Paris dans les maisons publiques de prostitution : nous voudrions que ces 4,000 femmes fussent réparties dans vingt maisons, entourées de grandes cours et d'immenses parcs. Chacune de ces maisons, placée dans chacun des vingt arrondissements de Paris, contiendrait de la sorte 200 pensionnaires, et en outre 35 autres personnes attachées à des titres divers aux différents services, desquels nous parlerons tout à l'heure. Cette séquestration relative, et non absolue (puisqu'il y aurait pour chaque pensionnaire quatre ou cinq jours de sortie par mois), aurait l'immense avantage, que tu as déjà reconnu comme moi, de cacher à tous les yeux cette prostitution, ce raccrochage qui s'étalent le soir en tablier blanc, dans la presque totalité de nos rues. La femme serait de plus, à chacune de ses premières sorties, accompagnée par une dame sous-maîtresse, commise à cet effet.

Ainsi, voilà qui est bien convenu : nous admettons vingt maisons, une par arrondissement, contenant chacune 200 pensionnaires, lesquelles seront divisées en trois classes de la manière suivante :

Première classe . . .	25
Deuxième classe. . .	75
Troisième classe. . .	100
Total.	200

Je n'ai pas besoin de te dire pourquoi cette distinction des classes ; tu la comprendras et m'excuseras de ne pas entrer à ce sujet dans des détails qui ne peuvent et ne doivent pas trouver leur place ici. Qu'il me suffise de t'apprendre que ces nombres ne devraient pas rester invariablement les mêmes pour tel ou tel arrondissement ; quelques modifications seraient faites à ce sujet : ainsi, dans un quartier riche, celui de la Bourse, par exemple, qui est le deuxième, il y aurait pour la première classe le nombre 75, je suppose ; pour la deuxième le nombre 100 ; pour la troisième le nombre 25 seulement. Par contre, pour un arrondissement très-pauvre et habité surtout par une population ouvrière, comme le dix-neuvième, qui est celui des Buttes-Chaumont, les nombres seraient encore changés dans leurs proportions respectives, mais cette fois en rapport inverse.

Comme chef de la maison, il y aurait, sous le nom de *Directeur*, un administrateur reconnu capable, nommé par l'autorité, et qui centraliserait tous les pouvoirs. *Une maîtresse en chef*, prise parmi les dames de maison, exerçant actuellement, et reconnue capable pour les fonctions qu'elle aurait à remplir, aurait la haute main sur toutes les pensionnaires, et servirait d'intermédiaire entre les différents chefs de service et elles.

Sous elle il y aurait quatre *sous-maîtresses*, qui donneraient directement des ordres aux *domestiques* qui, au nombre de 25, appartiendraient tous au sexe féminin et auraient pour fonctions, non-seulement de remplir leurs devoirs de domestiques à l'intérieur, mais encore d'accompagner les femmes quand elles auraient à sortir pour des courses indispensables.

Pour leurs jours de congé, les femmes sortiraient seules, quand l'on aurait bien constaté, au bout de quelque temps, qu'elles n'auraient été l'objet d'aucun scandale et d'aucune plainte de la part de la police.

Quant au service médical, il serait bon qu'il fût organisé de la sorte : *un médecin et un chirurgien*, attachés à chaque maison, visiteraient les entrants et veilleraient pareillement à la santé des pensionnaires, en les visitant toutes elles-mêmes, et à tour de rôle, tous les quatre ou cinq jours. Cette visite des entrants, qui peut sembler révoltante au premier abord, l'est moins quand on en fait l'objet d'un sérieux examen.

Les malades auraient toujours bien, il est vrai, accès dans la maison; mais ils ne demandraient pas à avoir commerce avec une femme, puisqu'ils sauraient qu'il leur serait répondu par un refus, refus motivé par leur état de santé qui serait constaté par la visite du médecin ou du chirurgien. Quant aux personnes saines, nous sommes bien forcé d'avouer qu'il y aurait pour elles quelque chose de peu poétique, tranchons le mot, de répugnant à se soumettre à une pareille visite; mais n'en seraient-elles pas après tout amplement dédommagées les premières par l'immunité qui résulterait pour elles de l'adoption de cette mesure ?

Reste une dernière objection, et qui pourra être faite par quelques médecins : Serait-il bien digne de leur part de prêter leur ministère à un pareil examen ? Mais cet examen, répondrons-nous, est pratiqué, dans de certaines circonstances par les médecins militaires sur les soldats qui appartiennent à leur contrôle.

Nous ne prétendons pas que cela leur soit agréable, mais enfin ils le font. Ce même examen n'est-il donc pas pratiqué aussi, et qui pis est encore, sur toutes les filles et femmes publiques par tous les médecins des dispensaires ? Et cependant ces places en sont-elles moins courues, moins recherchées ? Non, nous savons tous le contraire!... Le but suprême, auquel doit toujours tendre tout médecin, tout chirugien, n'est-il donc pas plutôt de prévenir que de guérir les maladies? Pourquoi donc alors trouverait-on mauvais le système que nous proposons? Est-ce parce que le médecin et le chirurgien demeureraient à l'établissement même? Ils y demeureraient, il est vrai, nous l'avons déjà dit, et nous le répétons, mais ils y demeureraient dans un *appartement séparé*. De plus, ils n'auraient d'autres rapports avec leurs clients et clientes, que ces rapports d'un moment qu'a tout médecin avec une personne dont il doit constater l'état de santé. Cette constatation pourrait être dans les premiers temps désagréable, pénible, soit! mais pas autre chose. Ils ne toucheraient, du reste. leur traitement mensuel que des mains même du directeur, qui le receverait lui-même du receveur-économe, auquel la maîtresse en chef remettrait les fonds provenant du produit de l'établissement. Leur pécune (c'est à dessein que nous écrivons pécune et non pécule, comme tout le monde, attendu que c'est de *pecunia* et non *peculia* que vient ce mot. On dit bien, du reste, des ressources pécuniaires. Il serait grandement temps de faire subir une pareille rectification au mot médecin : Pourquoi ne pas dire avec Rabelais, *médicin*, puisque ce mot vient du latin *medicus*, et que l'on dit très-bien des conaissances *médicales*?) Leur pécune, dis-je, passant par cette filière administrative, serait ainsi purifié de la souillure qui lui serait inhérente, s'il tombait directement de la main de la prostituée dans la leur.

Juste un siècle avant nous, en 1762, un nommé Aulas avait reconnu la nécessité d'une organisation complète pour toutes les classes de prostituées, et il voulait, *contrairement à nous*, que la responsabilité sanitaire de leurs filles incombât aux dames de maisons. Il voulait que les filles fussent assujéties à des visites continuelles, faites par les chirurgiens attachés à la police, et sous la direction immédiate d'un chirurgien-major. Un rapport fut présenté au lieutenant de police sur ce projet, et, sur ce rapport il est dit : « Si la police voulait donner aux prostituées une attention plus particulière qu'elle ne l'a fait jusqu'à présent, nul doute que le projet du sieur Aulas ne pût offrir des avantages; mais comme de pareilles mesures feraient croire au public que les prostituées sont favorisées par le gouvernement; comme la confiance, résultat de semblables mesures, donnerait lieu au venin syphilitique de se reproduire plus promptement qu'on ne pourrait l'amortir; comme surtout ce serait fournir matière à des risées pour le public, ce projet doit être rejeté. » Il le fut en effet.

Huit ans plus tard, Restif de la Bretonne demande, dans son *Pornographe*, que les filles soient examinées tous les matins par une visiteuse prise parmi les prostituées anciennes et surannées, pour lesquelles il créait une espèce de charge; il veut de plus qu'elles soient soumises, deux fois par semaine, à un examen attentif de médecins et de chirurgiens, dont il forme une réunion, sous le titre de conseil de restauration. Jusque-là tout est parfait, ou à bien peu de chose près ; mais peut-on trop flétrir la demande qu'il fait du fouet et des trois mois de prison pour toute fille qui, étant malade, aura déclaré ne pas l'être? Si on peut encore prendre au sérieux sa fameuse visite des soldats par leurs officiers, il n'en est plus de même de cette autre visite de tout étranger pour qu'il puisse continuer de circuler librement en France son billet de santé à la main.

J'ai dit quelle serait la composition des différents services; il en est un toutefois duquel je n'ai pas encore parlé; c'est le service pharmaceutique qui n'aurait qu'un représentant, un pharmacien, lequel se ferait aider, non par un élève ou aide en pharmacie, ce qui entraînerait de graves inconvénients, mais serait en rapport immédiat et direct avec la maîtresse en chef, qui ferait transmettre aux malades les remèdes qu'il aurait préparés. Cette maîtresse en chef trouverait donc encore ici son emploi, et elle serait, je me plais à le répéter, le seul intermédiaire entre ses subordonnées et les différents agents des différents services.

Sauf les réformes indiquées ultérieurement par l'état

prospère ou malheureux d'une maison; les appointements des personnes employées à cette même maison, seraient répartis de la manière formulée dans le tableau suivant :

1	Directeur	7000 fr.
1	Médecin.	6000
1	Chirurgien.	6000
1	Pharmacien	3500
1	Receveur-économe.	2500
1	Maîtresse en chef	2000
4	Sous-Maîtresses (à 1000 chacune)	4000
25	Domestiques (à 200 fr. chacune).	5000
	Total	36000 fr.

Chaque maison aurait, avec cet arrangement, à payer annuellement pour le personnel de ses différents services la somme de 36,000 fr., ce qui ferait par mois 3,000 fr. seulement. Une fois ces 3,000 fr. et les frais occasionnés par la nourriture, les vêtements, le blanchissage, le chauffage, l'éclairage, les médicaments, etc., payés, il resterait en caisse un reliquat qui serait partageable à la fin de chaque mois entre les pensionnaires, puisque cet argent étant gagné par elles, il leur doit revenir de toute justice. Chaque pensionnaire donc qui se retirerait le dernier du mois (car c'est ce jour-là seulement qu'on pourrait quitter définitivement la maison), aurait droit à sa part mensuelle de ce reliquat en question, part qui varierait nécessairement selon la classe à laquelle elle appartiendrait.

Où à présent allons-nous trouver et prendre, vas-tu me demander, mon cher Ernest, le personnel de chaque maison? Je ne puis te le dire dans cette lettre, parce qu'elle est déjà trop longue et que, pour répondre à cette question, il me faudra entrer dans de grands développements, faisons donc comme au Palais, tu le veux bien, n'est-ce pas? et renvoyons l'affaire à quinzaine

Sur ce, je te serre bien cordialement la main.

CINQUIÈME LETTRE

De la syphilis et de son extinction PARTIELLE, mais SURE.

« En cette matière délicate, où nous devons prévoir plus d'un écueil, il convient ce nous semble, de déterminer, dès l'abord et avec quelque précision, le caractère des recherches que notre sujet embrasse, les limites qui les circonscrivent et les faits qui, quoique s'y rattachant directement, doivent cependant lui rester étrangers. »

(*De la Prostitution en Europe*, par M. RABUTEAU, p. 1; Paris, 1851.)

Mon cher ami,

Pour rester fidèle à la devise que nous avons prise pour en-tête de notre lettre, déterminons dès l'abord et avec précision, si nous le pouvons, le caractère, le facies de notre entretien d'aujourd'hui et nous le circonscrirons dans des limites que nous essaierons de ne pas dépasser.

Tu dois te rappeler que, il y a quinze jours, je t'ai promis de te dire où nous trouverions et où nous prendrions le personnel de chaque maison; je vais tenir ma promesse.

Pour procéder avec méthode, suivons le tableau que j'ai tracé, et commençons par le *directeur*. Où le trouvera-t-on et le prendra-t-on ce directeur? On le trouvera dans les inspecteurs qui composent ce que l'on appelle le bureau des mœurs et qui, par leurs relations avec les prostituées, sont à même de rendre de grands services à l'autorité. C'est donc là qu'on le prendra. On choisira celui qui présentera le plus de capacité et de moralité. Il va de soi qu'il faudra qu'il soit déjà d'un certain âge pour avoir plus d'autorité. Il faudra également qu'il n'y ait jamais eu, pendant le cours de ses précédentes fonctions, aucun reproche à lui faire, surtout dans les rapports qu'il aura eus nécessairement avec les dames de maisons et avec leurs filles. J'ai dit quelles seraient ses fonctions dans le nouvel établissement, monté selon mon système, je le répète en un seul mot, il sera directeur : c'est-à-dire centralisera tous les pouvoirs.

Après lui viennent le *médecin* et le *chirurgien*, au sujet desquels nous allons entrer dans quelques développements. Ces Messieurs seront nommés sur leur demande s'ils présentent des garanties sérieuses d'une instruction *spéciale* et d'une haute moralité. Si les demandes surpassent, ce qui est probable, le nombre des places à donner, ces places seront mises au concours.

Les juges du concours seront, dans ce cas, des médecins et chirurgiens des hôpitaux affectés au traitement des maladies vénériennes. Les candidats, pour être admis à ces concours, répondront à certaines conditions préliminaires d'instruction, de position, d'âge, etc. Ainsi, sous ce dernier rapport, ils ne devront pas avoir moins de 40 ans; on comprend l'inconvénient qu'il y aurait à confier un poste aussi difficile, tant par la délicatesse des fonctions à remplir que par l'inviolabilité du secret à garder, à des praticiens trop jeunes. On tiendrait grand compte aux candidats qui auraient été autrefois attachés, en qualité d'élèves, soit à Lourcine, soit à Saint-Lazare, soit enfin au Midi, des études toutes spéciales auxquelles ils se seraient déjà livrés. Cette circonstance devrait, et nous insistons à dessein sur ce point, plaider hautement en leur faveur. Leurs fonctions sont connues, nous ne dirons rien de plus sur ce sujet, si ce n'est que la visite des entrants, dont nous avons parlé dans nos précédentes lettres, ne serait pas *toujours* faite par eux; *ici surtout il ne faut pas prendre les choses au pied de la lettre et vouloir appliquer à la pratique la rigueur mathématique que peut seule admettre la théorie.* La visite en question serait donc pratiquée d'abord par la maîtresse en chef, et ce n'est que dans les cas où elle ne serait pas sûre de son diagnostic qu'elle réclamerait l'intervention du médecin ou du chirurgien. Ces Messieurs ne pourraient s'absenter en même temps, et ils seraient tenus de faire à leurs malades au moins deux visites par jour: une le matin et une le soir. Il y aurait dans chaque établissement une grande salle contenant six lits pour les malades et une autre plus grande, en contenant dix, pour les personnes qui ne seraient qu'indisposées. Ajoutons, avant de terminer, qu'une dame sous-maîtresse pourrait au besoin servir d'infirmière.

Du médecin et du chirurgien au *pharmacien* la transition est toute naturelle; elle nous est du reste indiquée par notre tableau; c'est pour cette double raison que nous allons nous occuper de lui. Ce pharmacien devrait être pris de préférence parmi les jeunes gens que le manque de fonds empêche de s'établir, mais sur le compte desquels il n'y a pas le plus petit mot à dire. Pour lui, la question d'âge serait écartée, puisqu'il n'aurait aucun rapport avec les pensionnaires; ses relations seraient bornées à celles qu'il aurait avec le directeur, le médecin, le chirurgien et le receveur-économe. Le pharmacien préparerait les médicaments, et, comme il lui resterait beaucoup de temps disponible, il lui serait formellement prescrit de tenir des cahiers de statistique médicale et chirurgicale pour la mortalité, la fréquence relative de telle ou telle maladie, etc. Il tiendrait également un livre d'observations basées sur les notes que lui remettraient le médecin et le chirurgien, et il se conformerait aux ordres de ces derniers pour les analyses ainsi que pour les recherches et les manipulations chimiques.

Du pharmacien, passons au *receveur-économe*, la transition est moins facile; cependant, tant bien que mal la voilà faite. Ce fonctionnaire serait choisi parmi les commis d'économat d'une administration quelconque; il devrait présenter certaines conditions requises, conditions d'aptitude, de capacité, de caractère sérieux, etc... la question d'âge ne devrait pas plus être prise pour lui en considération que pour le pharmacien, puisque, pas plus que lui, il n'aurait affaire directement aux pensionnaires, mais toujours par l'intermédiaire de la maîtresse ou des sous-maîtresses. Il aurait des rapports mensuels avec le directeur, le médecin, le chirurgien et le pharmacien d'un côté, et, d'un autre côté, avec la maîtresse en chef, les sous-maîtresses et les domestiques au sujet des honoraires des premiers et des gages des derniers. Il remettrait chaque semaine au directeur un état détaillé et motivé des recettes et des dépenses de l'établissement. Enfin il réglerait avec la maîtresse les comptes des pensionnaires.

Nous avons dit tout ce que nous désirions sur le personnel masculin que, on le voit, nous avons restreint *à dessein* le plus possible, puisqu'il ne comprend que cinq personnes; il nous reste à nous occuper du personnel féminin qui sera, lui, certes beaucoup plus nombreux.

La *maîtresse* sera prise de préférence parmi les dames de maison qui, exerçant aujourd'hui, se recommandent à l'autorité d'une manière toute particulière par l'excellente tenue de leur établissement et le bon ton qui y règne. L'avantage qu'elles auront à voir leur position ainsi régularisée, c'est la certitude de ne pas mourir un jour dans la misère, comme cela arrive presque à toutes. Si, d'un côté leurs émoluments ne sont pas bien élevés, il faut considérer d'un autre côté qu'elles seront nourries, logées, habillées, chauffées, éclairées, blanchies, enfin, en cas de maladie, traitées pour rien. Aussi, croyons-nous que les demandes ne manqueront pas; on pourra d'ailleurs choisir parmi celles dont les affaires seront en mauvais état, et qui, malgré les bons conseils qu'on leur prodiguera, ne voudront pas reprendre un genre de vie plus honnête. En cas de maladie ou d'absence forcée, la maîtresse sera suppléée par la plus ancienne sous-maîtresse; et, en cas de mort ou de démission, elle sera remplacée par la même personne.

Les *quatre sous-maîtresses* seront choisies de la même manière que la maîtresse; seulement, la place de maîtresse étant occupée, les quatre premières personnes dont les demandes seront accueillies, seront reçues sous-maîtresses; et une liste en sera dressée par rang d'âge;

la moins jeune de ces dames sera en tête de la liste, et, à la première vacance, elle passera maîtresse. Elle sera remplacée sur la liste par celle qui viendra immédiatement après elle, et il en sera toujours de même, c'est-à-dire qu'un vide sera aussitôt comblé qu'il se sera produit. Les seules conditions exigées de la maîtresse et des sous-maîtresses seront : 1° d'avoir été filles publiques elles-mêmes; 2° de n'avoir pas moins de quarante ans. Ces deux conditions nous semblent indispensables pour que ces femmes répondent aux exigences de leur emploi et voici pourquoi : 1° Pour bien diriger des filles publiques il est de toute nécessité qu'on ait exercé leur métier, afin de connaître les habitudes, le caractère, les bonnes et les mauvaises qualités de ce genre de femmes.

En second lieu, pour avoir quelque autorité sur leurs subordonnées il faut que la maîtresse et les sous-maîtresses aient, sinon plus, au moins autant d'années qu'elles, et c'est pour cela que nous fixons à quarante ans le minimum d'âge. Enfin on n'accueillera pas la demande d'une femme dans l'aisance, parce que du moment où on créera cette position, quelque honteuse qu'elle soit, il sera préférable d'en faire profiter une malheureuse qui n'aura peut-être pas d'autre ressource contre la misère, je dirai plus, contre la faim.

Je n'aurai plus qu'à charger ma missive de te porter mes amitiés, mon cher Ernest, quand je t'aurai dit où seront recrutées les 25 *domestiques*. Elles seront prises parmi les plus anciennes prostituées qui, ne voulant pas reprendre un genre de vie plus moral, n'auront, pour des raisons d'âge ou d'autres, que ce seul refuge. Celles qui n'auront pas été à l'établissement même où elles voudront entrer, mais dans un des 19 autres, auront la préférence.

A la fin de chaque trimestre on leur remettra la moitié des gages de ce trimestre, l'autre moitié sera retenue pour leur constituer une petite masse qu'on leur remettra à leur sortie définitive de l'établissement.

Je clos ici mes lettres sur mon nouveau mode de réglementation de la prostitution et sur l'extinction partielle, mais sûre de la syphilis; dans notre prochain entretien, nous nous occuperons, si toutefois cela peut t'être agréable, de l'hygiène des hôpitaux.

SIXIÈME LETTRE

De l'hygiène des hôpitaux.

« La question des hôpitaux, qui intéresse à un si haut point la santé publique, est une de celles dans lesquelles l'hygiène a le plus souvent occasion d'intervenir, aussi doit-elle être examinée avec soin. »
(Becquerel. — *Traité élémentaire d'hygiène privée et publique*, p. 345.)

Tu t'étonnes, m'écris-tu, mon cher Ernest, que la discussion qui s'est ouverte au sein de l'Académie de médecine, au sujet de l'hygiène des hôpitaux, n'ait pas produit les résultats que l'on était en droit d'en attendre; cela vient de ce que ces Messieurs ont tous envisagé la question à un point de vue différent : les uns, négligeant la question pratique, qui, à notre avis, constitue le fond du débat, et n'envisageant que la question théorique, qui est la question de forme, ont cherché, avec l'aide de la chimie, à déterminer quelle est la quantité d'acide carbonique, d'oxygène et d'azote, que l'on trouve dans une salle d'hôpital. D'autres ont recherché quelle est, dans la production des épidémies, la part que l'on doit accorder aux substances organiques animales ou végétales altérées, en suspension dans l'air. D'autres enfin, faisant le procès à nos anciens hôpitaux, en ont proposé la démolition pour les reconstruire sur de nouveaux plans, plus en rapport avec les progrès de notre siècle et avec l'accroissement de la population et partant des malades.

La question serait bien simplifiée si, puisque tout le monde est d'avis que l'encombrement des malades est la cause des épidémies dans nos hôpitaux, on voulait une fois pour toutes l'envisager sous cette seule face. Alors seulement le terrain de la discussion ne se trouvant pas continuellement changé, l'on finirait peut-être par s'entendre.

S'il est prouvé, et il l'est certes depuis longtemps, que l'encombrement de gens bien portants suffit à lui seul pour causer des épidémies, que dira-t-on donc de l'encombrement de malades dans des salles de beaucoup trop petites pour le grand nombre de lits que l'on s'efforce d'y entasser? On aurait voulu construire un hôpital insalubre qu'on n'aurait pu choisir, pour y réussir, un endroit plus convenable que celui où est bâti l'Hôtel-Dieu, placé comme il l'est dans un des quartiers les plus populeux de la capitale et entre les deux bras de la Seine. On aurait voulu rendre cet hôpital encore plus malsain qu'on y aurait mis, ainsi qu'on l'a fait, le plus grand nombre possible de lits et de brancards.

Avant de penser à démolir pour reconstruire, il nous semble qu'il serait beaucoup plus simple de respecter nos anciens établissements hospitaliers et de les modifier en y faisant tout le contraire de ce qui y a été fait jusqu'à présent : Ainsi, qui empêche de diminuer le nombre des salles en en convertissant un certain nombre en *salles de rechange,* ainsi que cela se pratique en Angleterre ? Qui empêche encore de donner une autre destination à celles qui, dans certains hôpitaux, à l'Hôtel-Dieu et à la Charité par exemple, sont reconnues comme étant le plus insalubres ? Qui s'oppose à ce qu'on diminue et de beaucoup dans chaque salle le nombre des lits, à commencer par les brancards ? Il n'y aurait pour cela besoin de renvoyer aucun malade ; on n'aurait qu'à supprimer un lit à chaque décès ou à la sortie d'un malade guéri. Le nombre des lits se trouvant ainsi diminué de moitié, je suppose, l'encombrement ne serait certes plus à craindre et les anciens hôpitaux, devenant salubres par cette mesure, on n'aurait plus aucune raison de les démolir. Pour remédier à cette diminution des lits, il va sans dire qu'on construirait de nouveaux petits hôpitaux avec de grandes salles, contenant de douze à quinze lits au plus chacune. Ces constructions seraient dispendieuses sans doute, mais beaucoup moins toutefois que les reconstructions de nouveaux grands hôpitaux pour remplacer les anciens. Nous avouons, du reste, ne pas comprendre qu'il y aurait un grand avantage à remplacer un grand hôpital par un autre grand hôpital, puisque le tort des grands hôpitaux est d'être une cause d'encombrement et par conséquent d'épidémies. Avec nos grands établissements hospitaliers, transformés par la diminution des lits, et avec la construction de petits hôpitaux ne contenant pas plus de 150 à 200 malades, le problème de l'hygiène des hôpitaux se trouverait à un point de vue général complétement résolu.

Ces considérations générales posées, entrons dans les détails les plus intéressants de la question qui nous occupe. Je persiste à croire, contrairement à l'opinion de M. Trébuchet, que si, dans les salles des petits hôpitaux on ne mettait que très-peu de lits, douze par exemple dans chacune comme à Varsovie, la mortalité diminuerait d'une manière notable. Il est de toute évidence que dans le cas opposé, c'est-à-dire si on met *proportionnellement* autant de lits dans de petites salles qu'on en met dans de grandes, la mortalité ne diminuera pas, *au contraire*. Expliquons-nous donc bien : nous voulons de *petits hôpitaux*, de *grandes salles*, et *très-peu de lits dans chacune de ces salles*. Nous croyons que, *dans ces conditions*, l'encombrement sera moins à craindre dans les petits hôpitaux que dans les grands et partant les épidémies moins fréquentes, ce qui est le point en litige.

Abordons la question si importante de la ventilation. Le chapitre que lui consacre M. Becquerel, dans son *Traité d'hygiène élémentaire*, est très-savamment écrit sans aucun doute, mais il nous paraît fait à un point de vue plus théorique que pratique : Ainsi nous voudrions qu'après avoir passé en revue les différents systèmes de ventilation, M. Becquerel les comparât entre eux et en tirât des conclusions. Nous aurions vivement souhaité lui voir recommander le système de ventilation que l'on doit à M. Corbet, chirurgien en chef pour la partie civile de l'hôpital civil et militaire Saint-Jacques de Besançon. M. Corbet, partant de ce principe que, dans une salle d'hôpital, les couches d'air vicié sont les couches inférieures, avait fait établir des fenêtres sous les lits. On ouvrait ces fenêtres, situées vis-à-vis les unes des autres, pour renouveler l'air et ce système de ventilation avait en outre l'avantage de ne pas refroidir brusquement les malades, ce qui aurait pu arriver en ouvrant les fenêtres supérieures qui, presque toujours fermées dans le service de M. Corbet, ne servaient guère qu'à éclairer les salles.

La ventilation n'est pas tout dans une salle; il faut ne pas y laisser séjourner, en dehors des besoins du service, comme cela se voit ordinairement, des objets de pansement, des bassins, des chaises percées, etc... Ainsi que l'a fait judicieusement remarquer M. Chalvet, interne distingué des hôpitaux, la charpie, les alèzes, les linges et appareils ne devraient jamais rester exposés dans les lieux d'aisances et ces lieux devraient être eux-mêmes tenus dans un état de propreté plus satisfaisant. — Les murs des salles devraient aussi être grattés et blanchis à la chaux au moins une ou deux fois par an et les croisées être tenues plus propres. — Faudrait-il supprimer les rideaux des lits, comme l'ont fait les Anglais, où les changer tous les mois? La solution de cette question mérite bien qu'on fasse des essais comparatifs de ces deux systèmes différents. M. le directeur général de l'Assistance publique, guidé par sa constante sollicitude pour tout ce qui touche à l'amélioration de l'hygiène des hôpitaux, s'occupe, dit-on, de ce problème; grâces lui en soient rendues.

Je borne ici les réflexions que je t'ai communiquées dans cette lettre, mon cher Ernest, en souhaitant que les futurs hôpitaux, dont on parle tant et depuis si longtemps, soient bâtis dans d'aussi bonnes conditions d'emplacement, de salubrité et de bien-être que celui de Dijon, entouré comme il l'est par de vastes cours et d'immenses jardins. Je ferme donc ma lettre en formulant ce vœu et en t'engageant à lire avec attention, si tu ne l'as déjà fait, les excellents articles, qu'a publiés sur le même sujet que moi, M. Chalvet dans les numéros 17, 21 et 26 des 11 et 20 février et du 4 mars 1862 de la *Gazette des Hôpitaux*.

SEPTIÈME LETTRE

D'un nouveau mode de patente pour les médecins

« Il était réservé aussi à la médecine d'acheter le droit de faire le bien, etc. »
(*Rapport de la Commission d'organisation de l'association médicale de Paris.*)

Beaucoup de nos confrères, mon cher ami, plus autorisés que nous, ont, à diverses reprises, élevé une voix plus puissante que la nôtre pour demander l'abolition de la patente des médecins; parmi ceux qui ont pris si justement à cœur nos intérêts professionnels, nous devons citer MM. Rouyer-Villermay, Double, Marc et Rouvier.

En 1826, le gouvernement, par l'organe de M. Cuvier,

a reconnu devant la Chambre des pairs que les médecins devaient être exemptés de la patente, et peu s'en est fallu que cette exemption ne fût consacrée par les Chambres.

Sept ans plus tard, en 1833, une grande question de réforme médicale s'agitait en France comme en Angleterre : un rapport fut alors présenté et lu à l'Académie royale de médecine par M. Double. Nous extrayons en entier de ce rapport le paragraphe IX, qui a trait au sujet qui nous occupe.

« Au nombre des abus que la législation a introduits dans l'exercice de la médecine, se place en première ligne la patente, *sans contredit le plus mal assis et le moins équitable des impôts*. Dans aucune loi, dans aucun décret, les médecins ne sont compris nominativement parmi les personnes sujettes à la patente; il n'est parlé que des officiers de santé. On n'a pu y soumettre les docteurs que par une assimilation abusive, en vertu d'un article fort vague, qui impose la patente aux professions non désignées dans la loi, mais qui ont quelque rapport avec celles qu'elle a spécifiées. Comment s'est-il fait que la médecine, science toute d'intelligence, ait été assujettie à la patente, tandis que d'autres professions du même ordre, celles de l'avocat, du peintre, du sculpteur, en sont restées exemptes? C'est ce qu'il n'est pas aisé de dire; la seule raison que l'on ait alléguée est que les créances des médecins ont été privilégiées par la loi, argument qui étonne tellement dans la bouche des législateurs, qu'il faut l'avoir entendu pour le croire.

» On a dit aussi, pour quelques autres professions non soumises à la patente, celle de notaire, par exemple, etc., qu'ils paient en réalité un droit, même assez fort, au trésor public, par l'intérêt de leur cautionnement, fixé au-dessous du taux légal; mais ne pouvait-on remarquer aussi que ces professions, limitées à un certain nombre d'individus, jouissent d'un droit de privilége et de monopole pour lequel la retenue exercée sur les intérêts du cautionnement n'est pas même une compensation ?

» Alléguerait-on, pour nous imposer davantage, les espérances de fortune qu'offre la médecine? Mais chacun sait bien que, sous ce rapport, les médecins sont les plus mal partagés. Nous ne parlons pas des sacrifices que nous sommes toujours prêts à faire pour l'humanité : la voix des pauvres ne réclame jamais en vain le médecin.

» Nous avons à faire valoir un tout autre droit pour être exemptés de la patente; une raison tellement positive, qu'il y a lieu de s'étonner qu'on ne l'ait pas plus tôt aperçue. C'est que, dans toutes les autres professions patentées, c'est la patente qui donne le droit d'exercice, et, à ce titre, il est juste qu'elle soit payée; mais pour nous le droit d'exercice est tout entier dans le diplôme; il est chèrement acheté au prix de longues et dispendieuses études, d'épreuves sévères et multipliées. La patente ne nous confère aucun droit nouveau, donc elle nous est inutile, et l'impôt qu'elle prélève est injuste. Voilà la grande et la véritable raison pour laquelle nous réclamons contre la patente; car nous ne saurions trop répéter que ce n'est pas pour nous sauver de la prétendue humiliation de nous voir confondus avec des professions moins libérales ou moins honorables que la nôtre : toutes les professions sont également libérales et honorables à nos yeux.

» A nos réclamations on ne pourrait opposer qu'une réponse valable : les besoins du trésor. Or, il est vrai, en thèse générale, que, dans notre état constitutionnel, tous les citoyens, le roi seul excepté, doivent concourir aux charges de l'État. Aussi, si ce droit d'exercice ou de patente s'appliquait à tous les citoyens, avocats, notaires, peintres, et même aux employés du gouvernement, nous nous soumettrions à la loi commune, et ce serait en réalité un impôt juste et productif. Mais, jusque-là, la médecine a le même droit d'exemption que les autres professions intellectuelles. Nous proposons donc l'article suivant :

» *Article de législation.* Les médecins et les chirurgiens ne seront plus soumis à l'impôt de la patente. »

Nous ne trouvons rien à ajouter à ces éloquentes paroles, qui sont encore aussi vraies aujourd'hui qu'elles l'étaient alors qu'elles furent prononcées; c'est pourquoi nous allons, en attendant que justice nous soit rendue, rechercher si notre patente nous est appliquée d'une matnière intelligente et rationnelle. Pour peu que nous entrions dans la question, nous voyons que les industriels et les commerçants paient une patente proportionnelle à l'importance de leur industrie et de leur commerce, ce qui est logique, tandis que pour nous il en est tout autrement; notre patente est proportionnelle à notre logement, mais nos honoraires ne sont pas le moins du monde en rapport avec le plus ou moins de luxe de ce logement; par notre position sociale nous sommes forcés d'avoir un appartement vaste et luxueux en quelque sorte, et il ne s'ensuit pas nécessairement que nous aurons pour cette raison beaucoup de malades, surtout pendant les premières années de notre pratique. C'est au contraire quand nous sommes arrivés à nous faire connaître et à nous former une clientèle, qu'un logement plus modeste pourrait au besoin nous suffire, puisque, notre réputation étant acquise, nous ne sommes plus obligés de donner autant de luxe à notre intérieur. C'est alors que, quoique avec un logement plus modeste, gagnant davantage, nous aurons une patente moins forte à payer qu'au début de notre carrière, où, ne touchant au contraire rien, nous sommes forcés de nous loger plus confortablement pour attirer le client, qui, partout, et surtout à Paris, juge du mérite d'un médecin par le luxe de son mobilier et de son appartement. Ces réflexions nous conduisent tout naturellement à cette opinion, que notre patente n'est pas seulement injuste, mais que son mode d'application est en dehors de toutes les règles du sens commun. Voici comment, jusqu'à ce que l'on nous en exemptât, nous comprendrions que l'on nous fît payer cette patente : il serait délivré dans chaque bureau de poste et dans chaque bureau de tabac, et aux médecins seulement, des *timbres-ordonnances*, ainsi que l'on délivre des timbres-poste. On donnerait deux timbres-ordonnances pour cinq centimes, et les pharmaciens seraient tenus de n'exécuter que les ordonnances sur chacune desquelles serait collé un de ces timbres. De cette manière, plus un médecin ferait d'ordonnances, plus il paierait une patente forte, et, *vice versâ*, le jeune praticien qui ne prescrirait, je suppose, que deux ordonnances par jour, n'aurait à payer qu'un sou de patente ; ce mode de payer sa patente ne le gênerait nullement pour deux raisons : la première, parce que cette patente ne serait pas au-dessus de ses forces; et la seconde, parce qu'elle se trouverait acquittée, et sans que sa bourse s'en aperçût, par petites fractions insignifiantes.

Là ne se borneraient pas les avantages de ce nouveau

mode d'impôt. Je vais citer seulement les deux principaux :

1° La suppression de l'exercice illégal de la médecine toucherait enfin à son terme, attendu qu'il ne serait plus permis qu'aux pharmaciens de délivrer des remèdes, et ce sur le vu et reçu seulement des prescriptions formulées par les médecins et porteurs du timbre-ordonnance ;

2° Le revenu serait beaucoup plus fort pour l'État, et cela tout en gênant moins les médecins.

Ainsi, nous l'avons vu tout à l'heure, un médecin qui ferait quarante ordonnances par jour, aurait chaque jour à payer un franc de patente, ce qui serait un impôt très-fort pour l'État, mais très-peu à charge pour lui, vu l'argent qu'il gagnerait.

La liste de l'*Agenda médical pour* 1862, de M. Asselin, porte à 1,520 le nombre des docteurs en médecine *seulement* résidant à Paris. Supposons, en ne tenant compte, sur ces 1,520 docteurs, que de 1,500, et en faisant abstraction des officiers de santé, supposons, disons-nous, que ces 1,500 docteurs fassent, l'un dans l'autre, chacun par jour cinq ordonnances, cela fera 7,500 ordonnances, qui donneront à l'État un revenu quotidien de 187 francs 50 cent. rien que pour Paris, ce qui sera énorme.

Je t'ai parlé tout à l'heure de l'exercice illégal de la

médecine, mon cher Ernest; dans ma prochaine et dernière lettre nous verrons ensemble quelles seraient outre le moyen dont nous venons de parler, les mesures à prendre pour le faire disparaître.

HUITIÈME LETTRE

De l'exercice illégal de la médecine.

« Ce n'est pas seulement dans l'ombre que les imposteurs dépourvus de tout titre légal exercent leur coupable et dangereuse industrie, c'est au grand jour qu'ils étalent leurs annonces et qu'ils exploitent indignement la crédulité publique. »

(*Rapport de l'Assemblée de prévoyance et de secours des Médecins du Rhône à Sa Majesté Napoléon III; — juin 1857.*)

Mon cher confrère,

Ne t'es-tu pas souvent demandé à quoi il nous servait d'avoir conquis si péniblement, au prix de tant de sacrifices pécuniaires et d'examens, un diplôme de docteur qui ne nous sert à peu près à rien, puisque le premier venu peut traiter et traite des malades, comme nous, sans courir d'autres risques que ceux d'une pénalité tout à fait illusoire? La belle affaire pour nos Esculapes d'occasion que de payer de 5 à 15 francs d'amende et de faire de un à cinq ou six jours de prison!... Et encore cette dernière n'est-elle applicable qu'en cas de récidive!... Voilà certes bien là de quoi effrayer nos rebouteurs, rhabilleurs et charlatans!... De quelle indignation ne suis-je pas saisi lorsque à peu près tous les deux ou trois jours je me vois fourrer dans les poches, en sortant de chez moi, une annonce telle que celle par exemple dont je te donne ici la copie textuelle, sans me permettre d'y changer un iota. Je laisse en blanc et à dessein comme tu le penses bien, le nom seul du fameux guérisseur :

Lire attentivement cet AVIS et le communiquer aux personnes atteintes des maladies suivantes :

(Traitement exempt de sensations désagréables.)

HOMMES

Bourdonnements, Surdité, commencement de Cécité, Paralysie, Affection de la moelle épinière, Rhumatismes chroniques goutteux, sciatiques, Engorgements lymphatiques, Névralgies, Gastralgie, Digestions difficiles, Asthme, Affections du foie, Épuisement, Affaiblissement local ou général, Inappétence, Danse de Saint-Guy, Tic douloureux, etc., etc.

DAMES

Mêmes maladies que ci-contre, plus celles provenant des fonctions utérines (Stérilité, Faiblesse, Hystérie, Langueur, Migraines, Pertes, Leucorrhée (Flueurs blanches), Débilité, Maux d'estomac, Difficulté ou Suppression de la menstruation, Suites d'accouchement ou de longues maladies, etc., etc.)

NOTA. Pour les maladies de l'Utérus, les dames pourront se traiter elles-mêmes, après instructions données.

Et généralement toutes les maladies qui ont pour cause le manque ou la difficulté de circulation du sang. (Lorsqu'il n'y a pas gonflement inflammatoire des téguments et décomposition.)

DISSERTATION DE PHYSIQUE

ÉLECTRICITÉ

LA STATIQUE

(Se développant des corps isolants par le frottement)

SCIENCE DE L'ÉQUILIBRE

L'électricité, quelle qu'elle soit (statique ou dynamique), est un agent qui, étant mis en contact avec les êtres animés (notamment avec l'espèce humaine), porte immédiatement et directement son influence sur le système musculaire, soit dans les régions profondes, soit dans les régions superficielles, d'une façon énergique ou douce, selon le degré de sensibilité du malade : avec ou sans secousses, suivant le degré de science et d'intelligence de l'opération.

LA DYNAMIQUE

(Qui naît de la décomposition de certains métaux dans les acides.)

SCIENCE DU MOUVEMENT

Courants directs

L'électricité dynamique, selon son application, produit des effets différents qui peuvent être nuisibles. Jusqu'à ce jour, les courants électriques de sources directes sont ceux qu'en thérapeutique on emploie le moins ; ses effets étant plus chimiques que physiologiques, et pouvant produire par le galvanisme

6.

des perturbations dans les organes dont l'ensemble est composé de plus de parties humides que de parties solides.

Courants induits

L'induction appliquée à la source directe anéantit complétement les effets chimiques de celle-ci, et en centuple les effets physiologiques.

FRAGMENTS D'ANATOMIE

NÉVROLOGIE

NERFS

Les nerfs sont les conducteurs de la sensibilité. L'engourdissement des nerfs dans quelque partie du corps que ce soit (s'il n'y a plus circulation) engendre l'insensibilité, la paralysie, et par influence : la mort.

ANATOMIE PHYSIOLOGIQUE

ARTROLOGIE

ARTÈRES

Les artères et les veines sont, pour ainsi dire, tissées avec les nerfs et les muscles. Les artères sont des canaux extensibles en tous sens, destinés à conduire le sang pur (dont le point de départ est le cœur) dans toutes les parties de notre corps, afin d'y réparer les pertes que nous faisons de nos forces, soit dans le travail, soit dans le plaisir.

ANGÉIOLOGIE

VEINES

Les veines sont des canaux de la même nature que les artères, elles sont adhérentes à celles-ci par de petits filets tubulaires, qui sont la terminaison des unes et la naissance des autres. On nomme ces conduits communicateurs (canaux capillaires). La mission du système veineux est d'aspirer par le vide le sang artériel qui n'a pas été absorbé dans son parcours du cœur aux veines, et de le transporter dans les poumons pour qu'il y subisse l'influence de l'air qui le dégage du gaz acide carbonique et l'enrichit d'oxygène ; afin qu'il puisse de nouveau (en rentrant dans le cœur, se mélangeant au sang artériel pour le redevenir lui-même) recommencer sa marche précédente...

APPLICATION DE L'ÉLECTRICITÉ

A LA THÉRAPEUTIQUE

ART DE GUÉRIR

L'électricité portant directement son influence sur les nerfs et sur les muscles, qui sont pour ainsi dire tissés avec les artères et les veines, chaque vibration électrique force donc incontestablement le sang stagnant à circuler et la décomposition naturelle (c'est-à-dire la transpiration) à se faire. (Nota.— Nous conseillons aux personnes qui nous honoreront de leur confiance d'apporter un vêtement avec elles pour s'en revêtir après la séance, car la transpiration est un des résultats que produit l'électricité.) Toutes les maladies ne nous viennent que d'un temps d'arrêt dans la circulation; pendant lequel temps les téguments se gonflent (malaises) ; et la décomposition (anti-naturelle) du sang se fait (maladies) qui, presque toujours, prennent leurs noms des organes attaqués.

Lorsque le gonflement est accompagné d'inflammation, l'électricité est impuissante, surtout si la décomposition est arrivée au degré de suppuration. Elle peut néanmoins calmer la douleur même à ce degré.

RÉSUMÉ

Malheureusement pour la science et pour l'espèce humaine, des gens plus amis de la fortune que du savoir ont fait de l'électricité une panacée universelle, afin de vendre des appareils dont ils sont les fabricants, les inventeurs ou les entrepositaires.

Sa mission (quant à présent) est, je l'ai dit plus haut, de rétablir la circulation du sang, et, par là, de provoquer la transpiration, dont la suppression amène toutes les maladies sus-énoncées; maladies qui presque toujours menacent sérieusement la vie de ceux qui en sont atteints. Nous sommes si certains des résultats dont nous parlons, que nous ne demanderons d'honoraires qu'après soulagement (pour les personnes dont le métier est la cause de leurs maladies).

Et après guérison (pour les personnes sédentaires qui voudront bien suivre nos avis).

Les frais seulement (qui sont de 2 francs) seront exigibles après chaque séance.

Séances tous les jours, de une heure à six de relevée.

On peut se faire traiter à domicile.

Le thérapeutiste-E^seur^........
rue du..... (à l'entre-sol).

Ne nous appesantissons pas sur une *pareille chose;* te l'avoir citée en son entier c'est lui avoir fait déjà beaucoup trop d'honneur.

Si encore les choses en restaient là; mais je ne puis passer devant l'église Saint-Laurent, sur le boulevart de Strasbourg, ou traverser la place de la Bastille sans me cogner contre tous ces gens qui, aux yeux de la police et en plein midi, se brassardent et se cuissardent pour vendre : celui-ci, la pâte de son père; celui-là, l'onguent de sa mère!... Voici, en général, comment la chose se pratique : Un homme, quasi endimanché, mais sale et graisseux, arrive sur la place au trot de deux rosses ; il se coiffe d'un casque, endosse une cuirasse ou une tunique rouge, fait signe à une sorte de figurant de théâtre grimpé au-dessus de la voiture et la scène commence. Le tambour roule, la foule s'amasse, muette d'admiration; l'Hippocrate-Arlequin débite pour la trentième fois de la journée son éternelle tirade, quelques compères achètent la pâte pour guérir les cors aux pieds, faire pousser les cheveux et couper les rasoirs; les niais suivent leur exemple et le tour est joué. Notre homme aux onguents quitte alors et casque et cuirasse, reprend sa casquette et sa redingote râpées et rejoint ses compères au cabaret du coin.

Il n'y aurait que demi-mal si les choses en restaient là et si les imbéciles n'étaient lésés que dans leur bourse; mais ce qui n'a été d'abord, mon cher ami, que de la comédie de carrefour et de place publique devient drame et se dénoue à l'hôpital. Que de fois n'en as-tu pas eu comme moi la représentation gratuite!...

Que de fois n'avons-nous pas vu ensemble de malheureux estropiés, victimes de charlatans protégés par une pénalité insuffisante!

Combien il serait cependant facile de mettre fin à un aussi déplorable état de choses! Il faudrait d'abord établir une pénalité sérieuse contre les délits dont nous demandons la suppression. La Société protectrice des animaux a obtenu l'application de peines contre ceux qui les maltraitent, ne pourrait-on donc pas faire pour la santé des hommes ce que l'on a fait pour la santé des bêtes?

On pourrait de plus, ce nous semble, ne laisser vendre des remèdes et des médicaments que *dans les pharmacies et par les pharmaciens,* et ce encore *seulement* en vertu de l'ordonnance du médecin, ordonnance *porteur du timbre,* dont nous avons parlé. Ainsi seulement on arrivera complétement à une solution logique, la répression d'un acte tout à fait illégal et *plus que nuisible* à la santé publique, puisqu'il y a eu des cas de mort, et un entr'autres relaté par le *Droit,* dans son numéro du 15 août 1855. Le fait a eu lieu en Touraine, et, à l'audience, en plein tribunal, le président s'est écrié avec une juste et noble indignation : « Voilà la médecine des campagnes ; vous êtes médecin, vous avez passé vos plus belles années à travailler, vous croyez enfin pouvoir rendre quelques services à vos semblables, et vous venez, par dévouement, vous fixer dans un village. Quelqu'un est-il malade, on va chez le sorcier. Et cela se passe au dix-neuvième siècle, en Touraine, le pays de la civilisation par excellence !... »

Paris. — Imprimerie Morris et Comp., rue Amelot, 64.

BIBLIOTHÈQUE IMPÉRIALE IMPRIMÉS

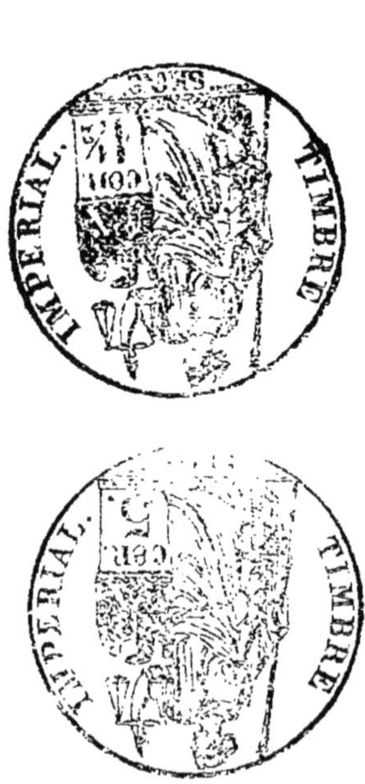

www.ingramcontent.com/pod-product-compliance
Ingram Content Group UK Ltd.
Pitfield, Milton Keynes, MK11 3LW, UK
UKHW012251240726
13966UKWH00004B/1388

9 782013 091473